Médaille d'Or au Congrès Médical de Biarritz

Les Annales du Bioscope

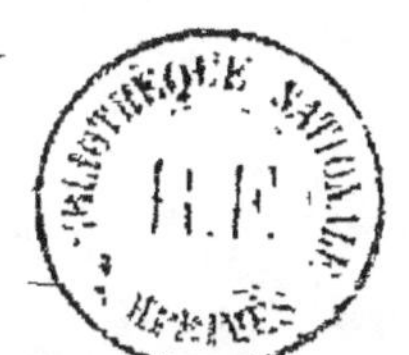

DE LA

BIOSCOPIE et de la BIOTHÉRAPIE

PENDANT

la Cure Thermale de Vichy

1903

DOCTEUR COLLONGUES, DOCTEUR SANTELLI

Médecins résidants a Vichy

Parmi les mille Professeurs de nos Facultés et Ecoles de Médecine, ne s'en trouvera-t-il pas un, ami du progrès, qui se lèvera pour enseigner à ses élèves la Gamme acoustique mathématique vibratoire, sur laquelle est fondée l'étude de la Bioscopie et de la Dynamoscopie ?

(Les Auteurs).

VICHY

IMPRIMERIE A. WALLON

1903

LES

ANNALES du BIOSCOPE

DE LA

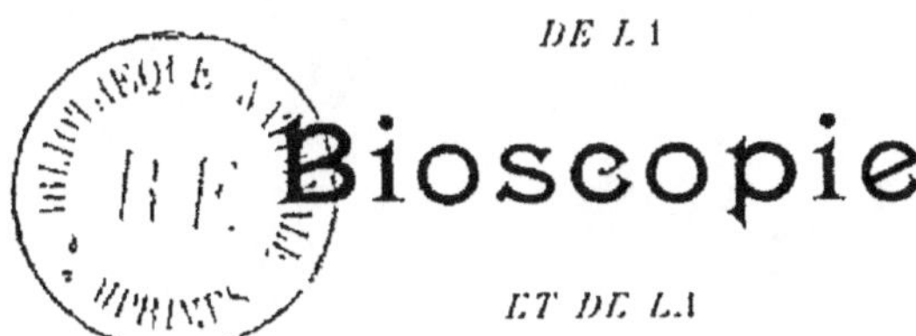

Bioscopie

ET DE LA

Biothérapie

PENDANT

LA CURE THERMALE DE VICHY
1903

> Parmi les mille Professeurs de nos Facultés et Écoles de Medecine, ne s'en trouvera-t-il pas un, ami du progrès, qui se lèvera pour enseigner à ses élèves la Gamme acoustique mathématique vibratoire, sur laquelle est fondée l'étude de la Bioscopie et de la Dynamoscopie ?
>
> *(Les Auteurs).*

Méthode mathématique de la vibration dynamoscopique dirigée par les nerfs du cerveau et de la moelle.

Nous avons prouvé, dans notre *Traité de Dynamoscopie*, publié en 1862, que tous les nerfs cérébro-spinaux étaient doués de vibrations, puisque nous avons pu former une gamme musicale vibratoire mathématique, traduisant, au bout du doigt, un murmure ou bourdonnement musculaire qui fait entendre des sons que nous reproduisons à l'aide d'un diapason appelé : BIOMÈTRE OU DYNAMOSCOPE DU DOCTEUR COLLONGUES. Cet instrument de physique médicale donne la gamme mathématique suivante :

Gamme descendante :

72	64	60	54	48	42	40	36	vibrations p. seconde
ré	do	si	la	sol	fa	mi	ré	

Gamme ascendante :

36	40	42	48	54	60	64	72	vibrations p. seconde

Ces notes reproduisent la gamme des vibrations musculaires animées par les nerfs entrecroisés du cerveau et de la moelle, puisque l'on en trouve la preuve dans l'hémiplégie d'origine cérébrale, dans l'ataxie locomotrice d'origine médullaire, ainsi que dans toutes sortes de paralysie.

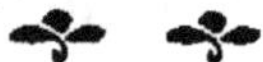

Méthode mathématique de la vibration bioscopique dirigée par les nerfs de l'estomac, nerfs de la digestion et de la nutrition.

Ces nerfs ont pour centre, à l'épigastre, le *plexus solaire* et *demi lunaire* du grand sympathique. Ce ganglion central s'harmonise avec tous les nerfs de l'économie, mais surtout avec tous les autres nerfs ganglionnaires au nombre de 48, qui forment un chapelet nerveux spécial, qui se prolonge à droite et à gauche, tout le long de la colonne vertébrale. Il est l'instrument physiologique vibratoire de tout le système trophique de la nutrition. Il commande à la bonne répartition de l'assimilation et de la désassimilation générale et bilatérale dont les lois sont découvertes par les formules de la Bioscopie.

Il faut remarquer qu'en dehors de l'action générale du grand sympathique sur la nutrition, chaque ganglion de son chapelet nerveux possède séparément *une autonomie particulière* spéciale pour la région et les organes qu'il dessert. La dégénérescence d'un seul ganglion suffit pour produire la congestion, la paralysie et la décomposition locale ou régionale.

Le diabète sans lésion ganglionnaire reste sous le gouvernement nerveux et chimique du grand sympathique. Celui-ci préside à l'état général d'endosmose et d'exosmose en produisant du glycose non infectieux pour l'économie. Mais si la paresse, l'atonie, la congestion se produisent sur un ou plusieurs ganglions thoraciques, il surgit une maladie grave sur le poumon et il peut se produire la phtisie diabétique.

La méthode mathémathique de la Bioscopie démontre que les nerfs trophiques du grand sympathique jouissent d'un mouvement hygrométrique vibratoire sur chaque main, lequel marche d'accord avec celui de l'équilibre normal ou anormal de toutes les fonctions intérieures du corps vivant. Elle le prouve en formant une gamme vibratoire produisant sur les mains plus ou moins transpirantes tous les chiffres de la gamme vibratoire mathématique que nous reproduisons à l'aide du Bioscope Collongues. Cet instrument de physique médicale donne les gammes suivantes :

Gamme descendante :

100 °/₀	88 °/₀	80 °/₀	75 °/₀	66 °/₀	60 °/₀	53 °/₀	50 °/₀
fondamentale	seconde	tierce	quarte	quinte	sixte	septième	octave

Gamme ascendante :

100 °/₀ 112 °/₀ 125 °/₀ 133 °/₀ 150 °/₀ 166 °/₀ 187 °/₀ 200 °/₀

La gamme descendante bioscopique s'applique au côté gauche et diagnostique l'hémiposthénie G. La gamme ascendante bioscopique s'applique au côté D et diagnostique l'hémiposthénie D.

Pour former les degrés de l'hémiposthénie D, il faut transposer la gamme ascendante G en gamme descendante D. Il n'y a pas d'hémiposthénie G sans hémipersthénie D. Il n'y a pas d'hémipersthénie G sans hémiposthénie D.

La Bioscopie comprend les mouvements trophiques comme étant un rayon X dont le centre est au creux épigastrique sur le plexus solaire et demi-lunaire et formant l'unité trophique bilatérale.

L'hémiposthénie G ou D représentent l'état passif.

L'hémipersthénie G ou D représentent l'état actif.

La normale fondamentale de l'équilibre bioscopique est 100 °/₀.

La normale relative évolue de 0 à 20 °/₀.

Au delà de 20 °/₀ c'est l'état anormal.

Au dessous de 100 °/₀ c'est la baisse du côté gauche.

Au dessus de 100 °/₀ c'est la baisse du côté droit.

Toute formule bioscopique est ramenée à l'unité fondamentale de 100 °/₀.

LE BIOSCOPE

est un hygromètre médical qui sert à mesurer entre les deux mains chaudes, sèches, moites ou humides, l'égalité, l'inégalité et l'instabilité du mouvement fonctionnel de la peau des mains en rapport avec celui des organes intérieurs situés des deux côtés du corps.

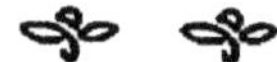

Usage du Bioscope

La Bioscopie divise les tempéraments en deux classes : celui qui baisse à G, celui qui baisse à D.

Elle diagnostique le côté où siègent les organes faibles ou malades.

Elle permet de prévoir de quel côté se trouveront les organes prédisposés à la faiblesse et à la maladie.

Elle fixe les degrés de hausse et de baisse de l'équilibre normal ou anormal de la santé, de la maladie et de la guérison. Elle prescrit les remèdes selon la baisse G ou la baisse D.

Avec l'application de la Bioscopie, la médecine n'est plus un art, mais une science exacte et positive.

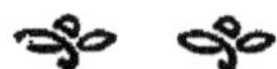

Les difficultés de la Bioscopie

Il faut apprendre cette science comme on apprend un problème d'arithmétique.

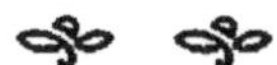

Les irrégularités du fil bioscopique dans la pratique

Toute formule bioscopique comprend 4 temps et 2 rapports. Le premier temps se fait avec la main D en une minute. La marche du fil est régulière. Le deuxième temps avec la main G. Le fil ne bouge pas, il faut attendre qu'il parte. En bougeant, il décrit rapidement une oscil lation plus ou moins intense d'un demi tour et d'un tour de cadran ; puis il revient en arrière et reprend sa course en avant quelquefois en oscillant. On ne doit compter l'observation que lorsque le fil a une marche régulière pendant une minute. Cela constitue le premier rapport. Le troisième et le quatrième temps se prennent comme le deuxième temps et cela constitue le deuxième rapport de la formule bioscopique.

MÉTHODE MATHÉMATIQUE
de la Biothérapie

Pour reconnaître, sans erreur, les résultats favorables ou incertains de la cure thermale de Vichy 1903.

Les Observations sont divisées en trois classes :

Classe n° 1 : Résultat favorable par le rapprochement de l'équilibre.

Classe n° 2 : Résultat favorable par le changement d'équilibre.

Classe n° 3 : Résultat incertain par l'éloignement de l'équilibre.

CLASSE N° 1 BAISSE G.

Guérison favorable par le rapprochement de l'équilibre du côté G.

Obs. I.

M. Monceau : *Dyspepsie, dilatation de l'estomac.*

Com. trait.	1er R. 55 %,	2e R. 83 %,	moy. 69 %,	deg. 31,	b[ss] G.
Milieu	— 54 %,	— 117 %,	— 85 %,	— 15,	— G.
Milieu	— 90 %,	— 100 %,	— 95 %,	— 5,	— G.
Fin	— 100 %,	— 100 %,	— 100 %,	— 0,	**Equil.**

Obs. II.

M. Fourtin : *Colique hépatique*, *tumeur fibreuse à gauche.*

C.	1re R. 33°/o,	2e R. 79°/o,	moy. 56°/o,	deg. 44,	baisse G.
M.	— 90°/o,	— 38°/o,	— 64°/o,	— 36,	— G.
M.	— 70°/o,	— 67°/o,	— 68°/o,	— 32,	— G.
F.	— 90°/o,	— 115°/o,	— 102°/o,	— Equilibre.	

Obs. III

Mme Duchemin : *Rhumatisme arthritique.*

C.	1re R 100°/o,	2e R. 50°/o,	moy. 75°/o,	deg. 25,	baisse G.
M.	— 100°/o,	- 87°/o,	— 93°/o,	— 7,	— G.
M.	112°/o,	— 58°/o,	— 85°/o,	- 15,	— G.
F.	118°/o,	— 82°/o,	-- 100°/o,	— 0,	Equilibre

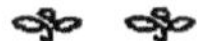

CLASSE N° 1 BAISSE D

Guérison favorable par le rapprochement de l'équilibre du coté D.

Obs. I

M. Crutissier : *Colique hépatique*, *lithiase, ictère grave.*

C.	1re R. 200°/o,	2e R. 125°/o,	moy. 162°/o,	deg 40,	baisse D.
M.	— 100°/o,	— 187°/o,	— 143°/o,	— 31,	— D.
M.	— 120°/o,	— 112°/o,	— 116°/o,	— 15.	— D.
F.	— 112°/o,	— 91°/o,	— 101°/o,	— 0,	Equlibre.

Obs. II

M. Rebillon : *Rhumatisme, arthrite.*

C	1er R. 260°/o,	2e R. 85°/o,	moy. 172°/o,	deg. 42,	baissc D.
M.	— 120°/o,	— 147./o,	— 133°/o,	— 25,	— D.
F	— 100°/o,	— 102°/o,	— 101°/o,	— 0,	Equilibre

Obs. III

Abbé Roche : *Diabète.*

C.	1er R. 143°/o,	2e R. 280°/o,	moy. 211°/o,	deg. 56,	baisse D.
M.	— 100o/o,	— 200°/o,	— 150°/o,	— 34,	— D.
F.	— 90°/o,	— 110°/o,	— 100°/o,	— 0,	Equilibre

CLASSE N° 2. BAISSE G.

Obs. I.

Guérison par le changement d'équilibre qui passe de la baisse G à la baisse D.

M. Despas : *Dyspepsie flatulente.*

C.	1er R. 100°/o,	2e R. 66°/o,	moy. 83°/o,	deg. 17,	baisse G.
M.	— 83°/o,	— 83./o,	— 83°/o,	17,	— G.
M	— 175°/o,	— 100°/o,	— 137°/o,	— 27,	— D. chang. d'équil.
F.	— 130°/o,	— 147°/o,	— 138°/o,	— 28,	— D. chang. d'équil.

Obs. II

M. Tuchais : *Diabète.*

C.	1er R. 55°/o,	2e R. 80°/o,	moy. 67°/o,	deg. 33,	baisse G
M	— 200°/o,	— 158°/o,	— 179°/o,	— 43,	— D. chang. d'équil.
F.	— 138°/o,	— 150°/o,	— 144°/o,	— 31,	— D. chang. d'équil.

Obs. III

M. Eythier : *Rhumatisme, arthritisme.*

C. 1re R. 80 %, 2e R. 62 %, moy. 71 %, deg. 29, baisse G.
M. — 58 %, — 100 %, 79 %, — 21, G.
F. — 144 %, — 150 %, — 147 %, — 32, — D.
chang. d'equil.

CLASSE N° 2 BAISSE D.

Résultat favorable par le changement d'équilibre qui passe de la baisse D à la baisse G.

Obs. I

M. Grandin : *Colique hépatique.*

C. 1re R. 350 %, 2e R. 156 %, moy. 253 %, deg. 62, baisse D.
M. — 108 %, — 81 %, — 94 %, — 6, — G.
chang. d'équi.
F. — 85 %, — 81 %, — 83 %, — 17, — G.
chang. d'équil.

Obs. II

Mme de Gruchy : *Rhumatisme goutteux.*

C. 1re R. 150 %, 2e R. 66 %, moy. 108 %, deg. 8, baisse D.
M. — 200 %, — 166 %, — 183 %, — 43, — D.
F. — 70 %, — 60 %, — 65 %, — 35 — G.
chang. d'équil.

Obs. III.

M. Metzi : *Diabète.*

C. 1er R. 340 %, 2e R. 58 %, moy. 199 %, deg. 49, baisse D.
M. — 112 %, — 118 %, — 115 %, — 15, — D.
F. — 90 %, — 100 %, — 95 %, — 5, — G.
chang. d'équil.

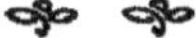

CLASSE N° 3 BAISSE G

Résultat incertain par l'éloignement de l'équilibre du côté G.

Obs. I

Mme Eythier : *Rhumatisme, arthritisme.*

C.	1er R.	58 %,	2e R.	100 %,	moy.	79 %,	deg.	21,	baisse	G.
M.	—	80 %,	—	62 %,	—	71 %,	—	29,	—	G.
F.	—	60 %,	—	70 %,	—	65 %,	—	35,	—	G.

Obs. II.

Mme Monce : *Dyspepsie.*

C.	1er R.	106 %,	2e R.	83 %,	moy.	94 %,	deg.	6,	baisse	G.
M.	—	58 %,	—	120 %,	—	89 %,	—	11,	—	G.
F.	—	80 %,	—	85 %,	—	82 %,	—	18,	—	G.

Obs. III.

M. Bognier : *Diabète.*

C.	1er R.	100 %,	2e R.	66 %,	moy.	83 %,	deg.	17.	baisse	G.
M.	—	83 %,	—	83 %,	—	83 %,	—	17,	—	G.
F.	—	70 %,	—	80 %,	—	75 %,	—	25,	—	G.

CLASSE N° 3 BAISSE D

Résultat incertain par l'éloignement de l'équilibre du côté droit.

Obs. I.

Mme Follopin : *Gastralgie,*

C.	1er R.	130 %,	2e R.	109 %,	moy.	119 %,	deg.	16,	baisse	D.
M.	—	235 %,	—	440 %,	—	337 %,	—	85,	—	D.
M.	—	285 %,	—	140 %,	—	210 %,	—	56,	—	D.
F.	—	187 %,	—	100 %,	—	143 %,	—	30,		D.

Obs. II.

Abbé Garnier : *Diabète.*

C.	1er R. 109°/₀₀,	2e R. 100°/₀₀,	moy. 104°/₀₀,	deg. 4.	baisse D
M.	— 118°/₀₀,	— 138°/₀₀,	— 125°/₀₀,	— 20,	— D
M.	— 162°/₀₀,	— 200°/₀₀,	— 181°/₀₀,	— 44,	— D.
F.	— 133°/₀₀,	— 160°/₀₀,	— 148°/₀₀,	— 33,	- D.

Obs. III.

Abbé Rigol ; *Rhumatisme, arthritisme.*

C.	1er R. 160°/₀₀,	2e R. 100°/₀₀,	moy. 130°/₀₀,	deg. 23,	baisse D.
M.	— 200°/₀₀,	— 128°/₀₀,	— 160°/₀₀,	— 38,	— D.
F.	— 240°/₀₀,	— 133°/₀₀,	— 186°/₀₀;	— 46,	— D.

Résumé de mille Observations Bioscopiques en 1903.

Sur 300 malades que nous avons traités pendant la Saison thermale de Vichy, en les surveillant par la Bioscopie, il y a eu :

30 p. 100 de guérison par le rapprochement de l'équilibre.

50 p. 100 de guérison par le changement de l'équilibre.

20 p. 100 de résultats incertains par l'éloignement de l'équilibre.

Nous croyons que l'application de la Bioscopie emmènera un grand nombre de malades à se laisser diriger par un médecin consultant bioscopiste en leur démontrant qu'ils ne peuvent se passer de ses soins.

www.ingramcontent.com/pod-product-compliance
Lightning Source LLC
LaVergne TN
LVHW050518160826
845677LV00003B/1214

* 9 7 8 2 3 2 9 6 2 5 4 3 0 *